APPLICATION

DE LA

PÉRITOMIE IGNÉE

au Traitement de la Kératite des moissonneurs

ET D'AUTRES AFFECTIONS DE LA CORNÉE

Par ALFRED AUDIBERT

DOCTEUR-MÉDECIN A MONTAUBAN
ANCIEN CHEF DE CLINIQUE OPHTALMOLOGIQUE
MEMBRE DE LA SOCIÉTÉ FRANÇAISE D'OPHTALMOLOGIE

> Les observations, pourvu qu'elles
> soient personnelles et faites de bonne
> foi, sont toujours utiles.
>
> TAINE.

MONTAUBAN,

IMPRIMERIE ET LITHOGRAPHIE ÉDOUARD FORESTIÉ,

23, rue du Vieux-Palais, 23.

—

1887.

APPLICATION

DE LA

PÉRITOMIE IGNÉE

au Traitement de la Kératite des moissonneurs

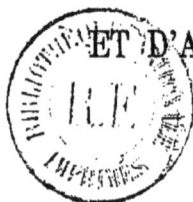

ET D'AUTRES AFFECTIONS DE LA CORNÉE

Par ALFRED AUDIBERT

DOCTEUR-MÉDECIN A MONTAUBAN

ANCIEN CHEF DE CLINIQUE OPHTALMOLOGIQUE

MEMBRE DE LA SOCIÉTÉ FRANÇAISE D'OPHTALMOLOGIE

> Les observations, pourvu qu'elles soient personnelles et faites de bonne foi, sont toujours utiles.
>
> TAINE.

MONTAUBAN,

IMPRIMERIE ET LITHOGRAPHIE ÉDOUARD FORESTIÉ,

23, rue du Vieux-Palais, 23.

—

1887.

INTRODUCTION

L'usage des cautérisations au fer rouge est devenu très fréquent en oculistique depuis quelques années. La question de la péritomie ignée a été de nouveau abordée récemment, et, bien que la méthode ait été encore exposée l'année dernière par le docteur Vacher (d'Orléans) à la Société française d'ophtalmologie, nous avons pensé que ce sujet était loin d'être épuisé, et que nous pouvions peut-être y apporter, avec quelque intérêt, le modeste résultat de nos observations personnelles.

La péritomie ignée, que nous avons appliquée principalement, et avec succès, dans le cas de *kératite ulcéreuse des moissonneurs*, nous a permis de constater aussi ses bons effets dans *les abcès de la cornée*, dans les *kératites parenchymateuse et vasculaire*, dans la *sclérose cornéenne* et dans *l'iritis*. Nous nous proposons de l'essayer également dans la *scléro-choroïdite antérieure*, dans *l'épiscléritis*, dans *l'iridocyclite* et dans certains cas de *glaucôme*. Jusqu'ici on avait employé la péritomie simple, ou abrasion conjonctivale au moyen d'instruments tranchants ; on avait préconisé la péritomie partielle au moyen de pointes de feu (de Wecker) sur le pourtour de la cornée, mais on n'avait pas encore tenté la péritomie ignée complète, telle que nous la décrirons plus loin.

Voici donc la division que nous avons adoptée pour notre sujet :

Dans la première partie nous traiterons de la keratite ulcéreuse des moissonneurs, et nous désignerons simplement les affections cornéennes susceptibles de retirer des avantages réels de la méthode ignée.

Dans la deuxième partie nous décrirons la péritomie ignée, son manuel opératoire, son mode d'action et ses avantages. Suivront ensuite quelques observations et les conclusions.

PREMIÈRE PARTIE

De la Kératite ulcéreuse des moissonneurs.

L'affection que nous allons essayer de décrire n'est pas une affection nouvelle et rare ; mais elle semble, depuis quelques années, avoir plus particulièrement et à juste titre fixé l'attention des médecins qui sont appelés à la rencontrer le plus souvent. Peut-être même, dans bien des cas, peut-elle laisser ces derniers, sinon indifférents, du moins trop peu méfiants des dangers d'une évolution rapidement désastreuse pour l'œil atteint, si l'on ne s'adresse pas vite et sûrement, à l'intervention chirurgicale.

Du reste, aujourd'hui, grâce à la cocaïne, il nous est facile, sinon d'annuler, du moins d'atténuer considérablement les douleurs, ainsi que le démontreront nos observations.

La *kératite des moissonneurs* est ainsi appelée, parce

qu'elle intéresse spécialement et très fréquemment d'ailleurs les gens qui sont annuellement exposés aux fatigues des moissons, à la température excessive de l'été, aux poussières âcres, figées par une sueur mordicante, à divers traumatismes des yeux et, par dessus tout, à un surmenage corporel qui les débilite et prépare un terrain très propice, à ce moment, à la marche pernicieuse des blessures qui atteignent l'œil. Cette kératite, dans sa forme pathologique, est ulcéreuse, et prend dès lors un caractère franchement envahissant. Tantôt c'est un épi de blé qui s'est introduit dans l'œil, ou qui, sans même y séjourner, ne fait qu'atteindre en passant la cornée qu'elle blesse, laissant à sa suite une érosion plus ou moins accentuée et de forme variable. Tantôt, au contraire, c'est un piquant de fève sèche qui s'est implanté dans le miroir oculaire, ou l'extrémité d'une épine noire, ou les aiguillons qui recouvrent l'enveloppe verte de la châtaigne. C'est encore une feuille de figuier qui balaie la cornée et la laisse dépolie comme aurait fait un raclage. Nous ne signalerons qu'en passant, comme pouvant amener des désordres analogues dans l'œil et pouvant aussi bénéficier, à un titre égal, des avantages du traitement que nous allons exposer, nous signalerons, dis-je, les kératites ulcéreuses provenant du traumatisme de l'œil par des escarbilles de charbon de houille, par des éclats de fer, d'émeri, de pierres, etc..... Tous ces agents vulnérateurs sont autant de causes diverses qui déterminent, à la suite des blessures qu'elles occasionnent, le développement d'une inflammation ulcéreuse de la cornée, dont la marche est plus ou moins grave pour l'œil, selon l'intensité du choc, l'étendue de la plaie, l'agent qui l'a produite, et, surtout aussi, selon le plus ou moins de hâte que l'on a mise à intervenir par un traitement énergique et convenable.

Notre intention n'est pas de faire une description complète de cette affection, qui n'offre aucune difficulté à être reconnue ; nous dirons seulement qu'elle peut revêtir plusieurs formes, répondant à des degrés différents de gravité. C'est ainsi que la perte de substance peut, ou n'intéresser que les lames superficielles de la cornée, ou s'étendre jusqu'aux couches profondes, et déterminer une perforation, d'où résultera une hernie de l'iris, qui amènera, à son tour, selon les cas et les idiosyncrasies du sujet, des complications sérieuses (iritis, iridocyclite, iridochoroïdite, abcès de la cornée avec nécrose partielle ou totale de cette membrane, etc...) ou bien enfin, le processus ulcéreux peut affecter d'emblée un mode d'évolution tout spécial, une marche exceptionnellement maligne, avec production presque constante de pus dans la chambre antérieure (kératite à hypopyon). Nous avons cru remarquer que les lésions produites par les épis de blé, les épines noires, étaient plus rapidement graves, surtout dans les cas d'intervention tardive, que celles occasionnées par les autres corps vulnérants, auxquels sont habituellement exposés les yeux des moissonneurs et en général des gens de la campagne. Chez les premiers, il n'est pas rare de voir survenir un ulcère grisâtre, avec ou sans hypopyon, dans les 24 heures qui suivent la blessure de l'œil. Et nous pensons que, dans ces cas, on doit invoquer, pour expliquer la rapidité d'explosion des phénomènes graves, autre chose que le surmenage et les chaleurs quelquefois excessives auxquels ont été soumis les malades. Nous avons très souvent observé dans les mêmes conditions climatériques et laborieuses, des mutilations cornéennes plus vastes que celles produites par les épis de blés ou les épines noires, et qui, loin d'amener des complications que ces deux derniers agents font rapidement survenir, mar-

chaient assez aisément vers une guérison franche, sans
qu'il ait été besoin d'intervenir autrement que par un
traitement médical approprié. Nous en avons trouvé un
exemple frappant chez M..., 52 ans, qui, par deux fois, à
deux époques différentes, en 1886 et en 1887, est blessé
pendant les travaux de moissons, la première fois à l'œil
droit, par une hampe de luzerne, la deuxième à l'œil gauche,
par une petite branche. La cornée est érodée, il se fait
chaque fois un ulcère qui s'étend un peu au-delà des
limites de la blessure, sans gagner jamais en profondeur,
malgré la négligence du malade, qui ne se présente à nous
que 10 ou 12 jours après l'accident, et porteur, chaque fois
aussi, d'un léger hypopyon, qui dans aucun des deux cas ne
s'est accompagné de douleurs vives, et qui s'est résorbé
sous l'influence du traitement ordinaire, dirigé contre
l'ulcère de la cornée, sans qu'on ait jugé utile de recourir
ni à l'opération de Sœmisch, ni à l'emploi de la méthode
ignée. Au contraire, les observations des malades blessés
par des épis de blés (OBS. I) ou des épines noires (OBS. II),
nous démontrent la rapidité avec laquelle sont survenues
les complications graves immédiates. Le lendemain, ou le
surlendemain au plus tard, la plaie cornéenne s'est trans-
formée en ulcère avec des bords grisâtres et irréguliers ;
douleurs orbitaires, sus-orbitaires et hémicraniennes quelquefois intolérables, privant les malades de tout sommeil,
les mettant dans un état presque complet d'anorexie ;
photophobie intense, forte réaction inflammatoire péri-
kératique. Il faudrait supposer que les épis de blés et les
épines noires sont susceptibles d'apporter ou de former sur
place, dans les blessures faites, certains produits d'origine
(végétale ou animale) et de composition encore indétermi-
nés, mais capables de donner lieu à une septicémie locale
pouvant expliquer la gravité si précoce du processus mor-

bide. Si le malade alors, s'attarde à venir réclamer des soins
immédiats et appropriés, l'ulcère s'agrandit, il survient un
hypopyon qui occupe d'abord le bas de la chambre antérieure, et dont le niveau ne tarde pas à s'élever au-dessus
du petit cercle iridien pour occuper bientôt la moitié ou
les deux tiers du champ pupillaire, menaçant de rejoindre
les abords de l'ulcère, qui a déjà continué son travail
envahissant dans les couches de la cornée, dont la destruction est prochaine. A ce moment l'œil est très compro-
mis, la cornée s'abcède, se sphacéle ; il y a peut-être
déjà une hernie de l'iris, accident quelquefois prématuré,
et souvent moins redoutable que les désordres nécrosiques
de l'ulcération. Mais encore, et c'est ce qui constitue le
triomphe de la méthode ignée, tout espoir de conserver
l'œil n'est pas perdu. La vision est sacrifiée en totalité
ou en grande partie, mais la cornée et par conséquent
l'œil peut être sauvé avec un leucôme adhérent ou libre,
plus ou moins vaste, qui peut être pourra permettre plus
tard, soit une synechitomie, soit une iridectomie optique,
pratiquée sur une portion de cornée redevenue ou restée
transparente. A plus forte raison, obtiendra-t-on des
résultats optiques plus satisfaisants, lorsqu'on aura pu
judicieusement faire intervenir la péritomie ignée dans
des cas plus bénins ou rendus plus faciles par l'empresse-
ment soucieux des malades à venir réclamer les soins et
l'avis du médecin.

Nous dirons peu de chose du diagnostic de la kératite
ulcéreuse des moissonneurs, car il n'offre aucune difficulté. L'affection se comporte au point de vue objectif,
comme toute autre lésion ulcérative de la cornée, et le
malade est toujours en mesure de fournir les détails sur
la cause qui l'a produite. Les traits saillants que nous
avons déjà décrits ne peuvent laisser subsister aucun

doute sur cette affection, dont le pronostic, toujours grave, varie suivant l'intensité des phénomènes et la rapidité de l'intervention.

Plusieurs autres affections de la cornée peuvent également bénéficier du traitement par la péritomie ignée, telles sont : la kératite interstitielle, la kératite parenchymateuse, la kératite ulcéreuse lymphatique, suppurative, avec ou sans hypopyon, le pannus, la sclérose cornéenne, l'iritis, la choroïdite antérieure, l'épiscléritis etc. etc.

Nous ne voulons pas nous attarder sur la symptomatologie de chacune de ces affections, et nous passons de suite à la description de la péritomie ignée.

DEUXIÉME PARTIE

Description de la méthode. Péritomie ignée, manuel opératoire, mode d'action et avantages.

La *péritomie ignée* consiste en une cautérisation au fer rouge, pratiquée circulairement dans la conjonctive bulbaire, à une certaine distance de la cornée. Cette cautérisation, lorsqu'elle est terminée, doit donc présenter la forme d'une circonférence excentrique à la circonférence du bord cornéen.

La distance à laquelle on doit opérer de la membrane transparente est variable suivant l'affection contre laquelle elle est employée ; mais d'une façon générale on peut dire que son lieu d'élection est au-delà du limbe scléro-cornéen, à un millimètre en arrière du point de réunion de la cornée et de la sclérotique.

Dans l'iritis, il faut la pratiquer assez loin, afin de sectionner tous les vaisseaux qui, venant des artères musculaires, vont converger vers la sclérotique pour traverser cette membrane et atteindre le grand cercle artériel de l'iris. Le même lieu pourrait aussi être choisi lorsqu'on veut employer la péritomie dans le glaucôme.

Enfin, pour les affections de la cornée, où elle trouve ses plus fréquentes applications, la péritomie ignée sera faite en son lieu d'élection, c'est-à-dire à un millimètre environ du limbe scléro-cornéen.

La péritomie ignée diffère sensiblement de la syndectomie ou abrasion conjonctivale. Le cercle de cautérisation ignée est un anneau plein qui agit plus profondément puisqu'il doit atteindre la sclérotique. Or, on ne peut qu'y gagner à tous les points de vue. D'abord l'opération est plus rapidement faite ; de plus, l'effet thérapeutique, plus puissant, se fait moins attendre. Dès la première péritomie ignée, il est déjà permis de constater la rétrocession du processus sclérosant. Le voile semble moins épais, le tissu moins imperméable. Dès la seconde, la membrane primitivement opaque devient nébuleuse et l'on commence à distinguer, comme à travers un léger brouillard les bords de l'iris. Au bout de peu de temps enfin, le malade aperçoit les objets qui l'entourent ; il y voit assez pour se conduire. C'est alors qu'une opération complémentaire devient utile pour donner à l'œil une perception plus nette et plus fine. L'iridectomie, en élargissant le champ pupillaire, procure souvent au malade une vision suffisante pour lire et travailler. Quant aux parties de la cornée qui restent opaques en dépit du traitement, on peut les faire disparaître par un tatouage coloré qui supprime toute trace de difformité et rend à l'œil son aspect presque normal.

Il est indispensable, avant de commencer l'opération, d'insensibiliser l'œil du malade au moyen de la cocaïne.

Il peut arriver pourtant que, malgré cette précaution, l'œil ne soit que très faiblement endormi.

Il faut alors faire maintenir solidement la tête du patient par un aide, car le plus léger mouvement pourrait amener, surtout entre les mains d'un opérateur inexpérimenté, la perforation de l'œil ou une brûlure de la cornée transparente, ce qu'il faut à tout prix éviter.

L'instrument dont je me suis servi est un petit cautère fin, recourbé en anse. Il serait préférable et plus commode de se servir d'un galvano-cautère, dont le manche se termine par une anse très fine de platine, à laquelle on peut donner la courbure convenable. Tenant d'une main le manche de son instrument, comme une plume à écrire, l'opérateur aura soin de prendre un point d'appui avec le petit doigt et l'annulaire sur le front du malade ; puis approchant de l'œil l'anse rougie, il pratique la cautérisation. S'il agit avec le galvano-cautère, il poussera de l'indicateur la petite plaque d'ivoire qui met le fil de platine en communication avec le courant: aussitôt, l'anse devient incandescente et la cautérisation se fait comme ci-dessus. Celle-ci doit être faite très légèrement, dût-on appliquer plusieurs fois l'anse au même point pour arriver à une section complète de la conjonctive et du tissu cellulaire sous-conjonctival ; une cautérisation trop hardie pourrait atteindre profondément le tissu de la sclérotique, et occasionner de graves désordres.

Dans certains cas d'ulcérations de la cornée, lorsque la maladie est très circonscrite (Obs. VII), il n'est pas toujours indispensable de pratiquer la péritomie complète ; une péritomie partielle, faite dans le voisinage de la lésion, peut suffire à arrêter les progrès du mal.

Dans certains cas aussi, une seule intervention peut être suffisante et produire une amélioration rapide ; dans d'autres, au contraire, deux, trois péritomies, et même davantage, deviennent nécessaires pour obtenir la guérison.

Quoi qu'il en soit, on ne devra pas trop rapprocher les cautérisations. On se basera, pour résoudre cette question, sur la réparation plus ou moins rapide du cercle de cautérisation. Si le sillon est comblé, si le cercle péri-cornéen tracé par l'anse rougie, est cicatrisé, on pourra toujours, sans le moindre danger, pratiquer une nouvelle péritomie ignée, s'il y a lieu. — Le galvano-cautère est d'un maniement plus facile et plus sûr que l'anse d'un cautère ordinaire, ou que le thermo-cautère, et il effraie moins le malade, le fil de platine pouvant être approché froid de l'œil d'opérer. Il permet de régler avec plus de précision le degré de chaleur, et met à l'abri des dangers de brûlure par rayonnement. Enfin la suface coupante étant plus longue, le cercle d'opération est tracé plus rapidement.

La péritomie ignée une fois terminée, tout pansement local est inutile. On recommande au malade de se laver l'œil très fréquemment dans le cours de la journée avec de l'eau fraîche pour calmer la sensation de brûlure qui persiste, quoique très légère, pendant les quelques heures qui suivent l'opération. Dès le lendemain, l'eau froide sera remplacée par de l'eau chaude.

Les conséquences de la cautérisation ne se font pas longtemps attendre. Le soir même, l'élément douleur a sensiblement diminué, le malade éprouve un soulagement considérable, un bien-être auquel il n'était plus habitué. L'insomnie pénible qui l'accablait les nuits précédentes fait place dès la première nuit à un sommeil réparateur. Puis, dès le lendemain, une abondante suppuration s'établit, aidée par les applications d'eau chaude souvent répétées. Mais, ce n'est pas tout : la diminution des phénomènes douloureux n'est pas le seul avantage de la section, opérée par le feu, des nerfs superficiels qui se rendent à la cornée. D'après l'aphorisme « *ubi irritatio, ibi fluxus,* »

on voit diminuer progressivement, comme le dit M. Prouff
(de Limoges) dans sa communication sur la péritomie
partielle dans les cas d'abcés ou d'ulcères graves de la
cornée, les invasions cellulaires ; il y a arrêt dans la production des leucocytes, et par suite arrêt dans l'envahisse-
ment du mal. Un autre facteur d'une grande importance
vient encore s'ajouter au précédent pour s'opposer à l'accroissement des lésions, c'est la division des vaisseaux
sanguins et lymphatiques. La péritomie ignée diminue la
circulation d'apport et favorise par là même la circulation
de retour.

M. Fromond, dans sa thèse inaugurale, pense que c'est
en supprimant la cause d'irritation, qu'a agi la méthode
ignée.

Nous pensons aussi que la péritomie ignée, dans un
certain nombre d'affections de l'œil, présente des *avantages* sérieux sur les autres modes de traitement.

La cicatrisation est assez lente ; elle ne tend pas à
s'effectuer par première intention, ce qui accentue sensiblement le pouvoir révulsif de l'opération et par suite en
rend les effets plus favorables. D'un autre côté, la méthode
ignée, en détruisant une partie des vaisseaux qui vont
confiner vers le grand cercle artériel de l'iris, diminue les
craintes de complications inflammatoires assez fréquentes
du côté de cette membrane dans les affections profondes
de la cornée et produit une hypotonie plus manifeste du
globe oculaire.

La rétraction inodulaire qui résulte de la cicatrisation
n'agit que sur la conjonctive, laquelle, plus lâche que la
cornée, cède volontiers à la rétraction cicatricielle. Enfin,
comme dernier avantage de la péritomie ignée, nous avons
remarqué qu'elle ne laissait jamais à sa suite de cicatrice
opaque et difforme.

OBSERVATIONS

OBSERVATION I. — **Kératite ulcèreuse traumatique.**

Mme B..., 60 ans, est atteinte par un épi de blé à l'œil droit pendant la période des moissons. Elle reste deux ou trois jours sans se préoccuper de cette blessure, légère en apparence, et continue à fatiguer au milieu des poussières. Puis, elle se présente chez son médecin, qui lui donne les premiers soins. Au bout de quelques jours, notre confrère, jugeant que l'œil était dans un état grave, nous adresse la malade, qui se présente à la clinique le 2 juillet 1887, et nous constatons une inflammation violente de la cornée, un chémosis complet, un ulcère serpigineux, déjà constaté par notre confrère, siégeant sur le tiers supérieur du limbe cornéen, et un vaste hypopyon concret s'étendant jusqu'aux limites de l'ulcère et occupant ainsi les deux tiers de la chambre antérieure.

En présence de ces phénomènes graves, qui ne nous laissaient plus aucun espoir pour la vision et qui menaçaient la malade d'une fonte purulente de l'organe, nous nous empressons de pratiquer d'abord la paracentèse de la chambre antérieure pour évacuer la collection purulente. L'opération se fait sans incident, malgré le chémosis et les douleurs péri-orbitaires intenses, qui privaient la malade de tout sommeil et de toute nourriture depuis plusieurs jours. La souffrance diminua beaucoup ; mais les douleurs reprirent bientôt leur cours, bien que l'hypopyon n'ait plus reparu, favorisées qu'elles étaient par la marche toujours progressive de l'ulcère infectieux, que n'avaient pu arrêter un traitement médical et consécutif par l'atropine, la pommade à l'iodoforme et les lotions boriquées chaudes. L'iris restait réfractaire aux mydriatiques. La malade revient le 5 juillet, nous faisons une première péritomie ignée, très bien supportée, grâce à l'anesthésie cocaïnique ; après quoi, la marche de l'ulcère semble s'arrêter, tandis que les phénomènes généraux, douleurs, insomnie, etc., s'amendaient. L'iris *redevient dilatable*. Le 7 juillet, nouvelle poussée, menace de perforation de la cornée ulcérée ; nouvelle péritomie ignée. On continue le même traitement médical. Nouvelle accalmie ; les phénomènes douloureux disparaissent totalement ; la *tension* du globe diminue ; l'ulcère est en régression manifeste ; le chémosis a disparu ; la malade s'alimente et dort un peu.

Le 10 juillet, voyant que l'amélioration subit un temps d'arrêt et qu'il reste un petit foyer de suppuration rétro-cornéen (membrane de Descemet), nous faisons une troisième péritomie ignée dans la portion scléro-cornéenne supéro-interne, qui était en rapport avec le point menaçant. Même traitement général. Nous ne revoyons la malade que trois semaines après, avec une cornée transparente dans son tiers inférieur, au niveau du point où a été pratiqué le Sœmisch, et avec un leucome léger occupant une partie seulement de la place de l'ulcère cicatrisé. Plus de réaction inflammatoire ; la malade a repris ses occupations habituelles. On cesse tout traitement, et la malade rentre chez elle satisfaite d'avoir conservé son œil, auquel on pourra plus tard pratiquer une iridectomie optique.

Observation II. — Kératite ulcéreuse traumatique.

D..., 49 ans, n'a jamais eu d'affection oculaire grave ; tempérament un peu lymphatique, sans manifestations antérieures dignes d'être signalées. Le 24 juin 1886, en taillant une haie, il est atteint à l'œil gauche par le piquant d'une épine noire. Blessure transversale de la cornée au centre de la pupille ; inflammation successive, favorisée par les grandes chaleurs et le surmenage corporel, fréquent à cette époque. Bientôt, ulcération grisâtre, de mauvais

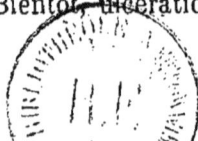

aspect, avec photophobie, douleurs intenses et permanentes, etc.
Le 27 juin, le malade se présente à nous avec cet état alarmant,
et nous prescrivons sans retard un traitement rationnel (atropine,
compresses chaudes boriquées, etc.). Le 29 juin, l'ulcère s'est
étendu ; il est marginal : nous faisons le Sœmisch. A ce moment,
nous ne pratiquons pas encore la péritomie ignée. Continuer même
traitement avec pilules quinine et valériane. Le 1er juillet et jours
suivants, nous revoyons le malade et, malgré nos efforts et tous
les moyens cliniques variés, la lésion marche toujours et aboutit
finalement à la destruction totale de l'œil, qui, plus tard, s'atro-
phie.

Nous avons rapporté cette observation, choisie parmi plusieurs
autres, pour nous permettre de comparer le résultat du traitement
médical à celui du traitement par la péritomie ignée, employé
avec succès dans l'observation précédente, et pour montrer combien sont graves les lésions produites par les épis de blé et les
épines noires, comparativement à celles occasionnées par d'autres
agents vulnérants, déjà signalés, ainsi que nous l'avions déjà fait
pressentir précédemment.

OBSERVATION III. — Kératite à hypopyon.

Mme P..., Louise, âgée de 32 ans, se présente avec un large
ulcère profond, et adhérence irienne de la membrane de Descemet, dont le début remonte à environ trois semaines. Lavage anti-
septique ; péritomie ignée proposée et pratiquée le 7 juin 1887.
Amélioration momentanée, suivie d'une augmentation du pus dans
la chambre antérieure, qui nécessite l'opération de Sœmisch, neuf
jours après. L'hypopyon semble vouloir reparaître ; nouvelle péritomie ignée douze jours après la première. La guérison se faisait
un mois après, avec un large leucome adhérent, pour lequel nous
proposons une synéchitomie et tatouage coloré. La première de
ces deux opérations est acceptée ; la malade doit revenir pour la
seconde.

OBSERVATION IV. — Ulcère cornéen d'origine traumatique.

S..., Jean, 61 ans, a reçu dans l'œil une escarbille de locomotive,
qui a déterminé la production d'un ulcère. Cette ulcération remonte
à dix-sept jours. Deux médecins l'ont consécutivement traitée sans

succès. Le malade nous arrive le 14 juin 1887, avec un ulcère de la cornée et une iritis violente ; il se plaint de grandes douleurs orbitaires et d'insomnie. Je prescris d'abord des compresses d'eau chaude, des bains de vapeur locaux et de la pommade au bioyde jaune d'hydrargyre. Au bout de quelques jours, pas d'amélioration. Au contraire, on aperçoit, vers la partie inférieure de la chambre antérieure, un commencement d'hypopyon et l'existence de synéchies postérieures. Je pratique alors la péritomie ignée. J'obtiens la cessation des douleurs et l'hyoptonie du globe. A partir de ce moment, la maladie entre en régression et se termine très lentement par un leucome presque central. Une iridectomie est proposée dans un but optique.

OBSERVATION V. — **Kératite parenchymateuse à rechutes.**

G..., espagnole, 16 ans, est d'un tempérament lymphatique et nerveux. Il y a cinq ans, elle subit une première atteinte de kératite parenchymateuse. Aucun antécédent syphilitique n'existant dans la famille, elle est soumise au traitement classique, et la maladie guérit au bout de quatre mois, avec légers leucomes. Il y a deux ans, seconde atteinte, moins violente pourtant que la première. Le médecin qui est consulté éprouve de grandes difficultés à faire suivre son traitement, à cause de la négligence de la malade. Enfin, une troisième atteinte se manifeste dans les derniers jours de juillet 1887. L'examen révèle une kératite interstitielle avec iritis. Le 1er août, elle vient à ma consultation, et j'institue le traitement suivant : compresses et douches chaudes sur l'œil, fréquemment répétées dans la journée ; instillation d'un collyre à l'atropine, bandeau compressif. Mais la maladie n'en continue pas moins son cours, sans modification appréciable. Persistance de la photophobie et des douleurs orbitaires, avec irradiations douloureuses le long des branches du trijumeau ; embarras gastrique.

G... est amenée à un confrère de Toulouse. Prescription : onctions mercurielles à doses progressives, duboisine. Même état de l'iris, dont on ne parvient pas à vaincre le myosis. Le 25 août, je parviens à décider la malade à se laisser faire une péritomie ignée. Dès le lendemain, *cessation complète des douleurs, diminution de la photophobie, dilatation progressive de l'iris sous l'action de l'atro-*

·pine. Les jours qui suivent l'opération : application de compresses d'eau chaude et atropine en instillations. Pas de pommade. A partir de ce moment, la maladie marche rapidement vers la guérison, les parties atteintes deviennent progressivement transparentes et la malade a retrouvé vers le 20 septembre sa vision presque complète.

OBSERVATION VI. — **Abcès cornéen développé, à la suite de déchirure de l'iris, sur le lambeau, après une opération de cataracte.**

R..., Rose, 62 ans, est atteinte de cataracte double sénile. Tempérament très nerveux et faible santé. J'opère l'œil droit en 1886, sans incident, avec un très bon résultat définitif. Le 26 mai 1887, la malade vient me prier d'opérer l'œil gauche ; ce que je fais. Pendant les manœuvres opératoires, malgré l'anesthésie cocaïnique, la malade est nerveuse et fait exécuter au globe oculaire des mouvements saccadés de latéralité qui rendent difficile la kystitomie, provoquent la sortie brusque, prématurée, du cristallin, ainsi qu'une déchirure vaste du grand cercle iridien. Les jours suivants, suffusion plastique abondante, lambeau flasque et non adhérent. Douze jours après, malgré tous les soins et l'antisepsie locale, il se forme un abcès sur la lèvre antérieure de la plaie chirurgicale. L'œil est menacé de fonte purulente ; je tente l'essai d'une péritomie ignée partielle, c'est-à-dire limitée à la portion scléro-cornéenne en regard du lambeau. A la suite, l'invasion suppurative subit un temps d'arrêt. Huit jours après, nouvelle péritomie ignée : alors, régression définitive du processus morbide, la cornée se dépouille et la cicatrisation commence par être complète neuf jours après. La cornée, qui se sclérosait et avait une teinte laiteuse générale, reprend sa vitalité et se nettoie au point de permetre déjà une vision quantitative que nous espérons voir s'améliorer encore. En ce moment (octobre 1887), la malade ne perçoit pas nettement les objets usuels ; mais elle se conduirait presque avec cet œil, qui, sans le secours de la péritomie ignée, était voué à une perte certaine et absolue.

OBSERVATION VII. — **Kératite et pannus scrofuleux avec iritis.**

M. R..., âgé de 22 ans, courtier en vins, a eu, il y a deux ans, une conjonctivite aiguë granuleuse, traitée à Bordeaux par les cautérisations au nitrate d'argent. La conjonctivite s'est améliorée, mais avec formation d'un trachome, puis un pannus persistant et des ulcérations superficielles de la cornée sont survenues, donnant lieu à des leucomes qui empêchent la lecture. Ce malade vient me consulter le 1er juin 1887, désespéré ; il craint de perdre sa place. Première péritomie ignée le jour même. Le 6 juin, le malade, qui habite la campagne, revient transformé. Les douleurs de la photo-phobie ont disparu ; le pannus a considérablement diminué et permet la lecture des gros caractères. Le myosis cède à l'atropine. Pour lutter contre les petites ulcérations cornéennes, je recom-mande au malade de se laver l'œil avec de l'eau chaude et de faire usage d'une pommade au bioxyde jaune d'hydragyre. Le 1er juillet, seconde péritomie ; le 16 juillet, troisième péritomie. Le 27 juillet, M. R... voit assez pour lire l'écriture ordinaire. La conjonctive étant encore le siège de poussées granuleuses, le sulfate de cuivre et le nitrate d'argent sont employés en lavage au pinceau. Le malade reprend sa profession dans les derniers jours d'août, bien qu'il ne soit encore tout à fait guéri. L'action de la péritomie ignée, dans cette observation, s'est surtout manifestée par la dimi-nution rapide du pannus, l'arrêt de l'iritis et la prompte cicatrisa-tion des ulcérations superficielles de la cornée.

OBSERVATION VIII. — **Iritis aiguë au début.**

L..., Sylvain, âgé de 19 ans, éprouve depuis quelques jours des douleurs violentes. La cornée est entourée d'un réseau périkéra-tique considérable ; l'œil est le siège d'une hypertonie notable, et la pupille très contractée. Le 7 août 1887, péritomie ignée. Le malade revient le lendemain. Il ne ressent plus de douleurs, et la tension intra-oculaire est moindre que la veille. L'iris cède à l'atropine et le malade part guéri au bout de quelques jours, con-servant un iris intact.

OBSERVATION IX. — **Sclérose cornéenne.**

Mlle F..., 21 ans, algérienne, a les deux yeux atteints de sclérose ancienne d'origine scrofuleuse. Elle compte à peine les doigts à 25 centimètres. Péritomie ignée le 20 mai 1887 ; puis, une tous les mois jusqu'en octobre. La malade suit également un traitement général. Actuellement, elle peut lire de l'œil gauche. L'œil droit, très amelioré, ne permet cependant pas encore la lecture. La cornée, malgré quatre péritomies, n'est pas déformée. Il existe une cicatrice à peine visible en arrière du limbe scléro-cornéen.

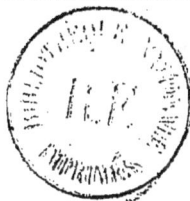

CONCLUSIONS

1º La péritomie ignée est une opération sans danger, prompte et énergique ;

2º Elle diminue constamment les phénomènes douloureux, modifie la circulation intra-oculaire, constitue un puissant agent de révulsion et amène une hypotonie notable de l'œil ;

3º Elle agit plus sûrement et plus promptement que les autres modes d'emploi du feu dans les kératites ulcéreuse et suppurative ;

4º Elle remplace avantageusement l'abrasion conjonctivale dans tous les cas où celle-ci est indiquée (kératites interstitielle, vasculaire, sclérose de la cornée) ;

5º Enfin, elle ne laisse après elle aucune cicatrice difforme apparente.

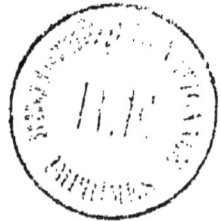

AVERTISSEMENT.

Nous n'entreprenons pas moins que de déterminer rigoureusement les effets de la poudre dans les armes à feu et dans les mines.

Certes, si nous n'avions écouté que les con-
seils de la raison, et consulté que nos forces,
nous nous serions bien gardé de rien tenter
sur ce sujet, que les noms de ceux qui s'y sont
exercés devoient nous faire regarder comme
épuisé ou inabordable (1). Une circonstance
en a autrement décidé; et bientôt un attrait
invincible nous a entraîné, incessamment et
malgré nous, vers ces curieuses recherches.

Si nous avons eu le bonheur de réussir,
nous ne l'attribuerons qu'au hasard; mais
nous ne pourrons nous défendre de faire cette

---

(1) Cette dernière opinion avoit généralement pré-
valu.

réflexion, malheureusement trop facile à gé-
néraliser, que la vérité, qui, par sa simplicité
même encore plus que par sa nature, devroit
saisir, ce semble, d'abord l'esprit, est presque
toujours la dernière chose qui le frappe.

ESSAI

SUR LES EFFETS DE LA POUDRE

DANS LES ARMES A FEU

ET DANS LES MINES.

~~~~~~

PREMIÈRE PARTIE.

Théorie de la Poudre.

———

Nous aurons bientôt acquis la conviction que L'EMBRASEMENT DE LA POUDRE EST INSTANTANÉ, OU PEUT ÊTRE REGARDÉ COMME TEL. Dèslors, la théorie de cet agent se réduit à ce seul point : *Chercher la pression exercée contre la surface de la capacité où il éclate.* Ce principe est toute la théorie de la poudre : nous allons en faire des applications.

DEUXIÈME PARTIE.

Applications.

CHAPITRE PREMIER.

Recherche des vitesses initiales produites dans les armes à feu. — Détermination rigoureuse du tracé de ces dernières, pour qu'elles offrent par-tout une résistance égale aux gaz développés par la poudre.

---

§. Ier.

Recherche des vitesses initiales produites dans les armes à feu.

Soit ABCD (*fig.* 1re), une charge de poudre au fond de l'ame d'un canon. Cette poudre étant embrâsée instantanément (nous verrons bientôt que cela se passe ainsi), une pression égale s'exerce sur tous les points de la surface ABCD du foyer de la charge. Cherchons la valeur de cette surface. π exprimant le rapport de la circonférence au diamètre en général, et nommant ici D le diamètre de l'ame du canon, la circonférence AB sera

$=\pi D$, et la surface du cercle AB sera $=\dfrac{\pi D^2}{4}$:
les deux cercles AB et DC réunis auront donc
pour surface la quantité $\dfrac{\pi D^2}{2}$. Faisant AD$=l$,
la partie arrondie AD, BC, du cylindre, aura
pour surface la circonférence AB$=\pi D$, multi-
pliée par l, longueur du cylindre, c'est-à-dire
qu'elle sera $\pi D l$. La surface totale, formant la
capacité ABCD, sera donc exprimée par la surface des deux cercles AB, DC, plus la surface
de la partie cylindrique, c'est-à-dire que son
expression sera $\dfrac{\pi D^2}{2} + \pi D l$, ou $\dfrac{\pi D}{2}\,(D+2l)$;
ensorte qu'en nommant c la charge de pou-
dre, l'expression de la pression exercée dans
la capacité ABCD sera, $\dfrac{c}{\dfrac{\pi D}{2}\,(D+2l)}$.

A l'égard d'une autre charge, ABFE, on trouveroit de même, pour la valeur de la surface
totale sur laquelle s'exerce la pression à l'instant de l'embrâsement, $\dfrac{\pi D}{2}\,(D+2L)$, L représentant la longueur de la nouvelle charge, et
l'expression de la pression seroit, $\dfrac{C}{\dfrac{\pi D}{2}\,(D+2L)}$,

C représentant la nouvelle charge.

Maintenant, il est clair que, les vitesses, v, V, respectivement imprimées par les charges c, C, devant être dans le rapport des pressions exercées, on aura la proportion suivante :

$$v : V :: \frac{c}{\frac{\pi D}{2}(D+2l)} : \frac{C}{\frac{\pi D}{2}(D+2L)}.$$

De cette proportion on tire l'équation,

$$v = V\frac{c}{C}\left(\frac{D+2L}{D+2l}\right)\dots\dots(A),$$

qui donnera, dans les bouches à feu, la valeur des vitesses correspondantes à telles charges de poudre qu'on se proposera.

Avant d'appliquer et de vérifier cette équation, nous remarquerons qu'elle peut être ramenée à la forme $vl+Av=Bl$, qui est l'équation d'une hyperbole. En effet, il est visible qu'à c on pourroit substituer l, longueur de la charge, puisque les charges sont proportionnelles aux longueurs qu'elles occupent dans une bouche à feu à ame cylindrique, et c'est cette seule substitution qui fournit l'équation $vl+Av=Bl$, dans laquelle v et l sont les variables.

Si nous laissons l'équation (A) sous la forme où elle est, c'est que cela nous paroît plus convenable.

Faisons maintenant l'application de cette équation au canon de 24.

Dans cette bouche à feu, d'après les expériences de Lombard, la charge de 12 livres de poudre imprime au projectile la vitesse initiale de 1530 pieds. Nous avons donc ici C=12; V=1530; D, diamètre de l'ame du canon de 24, égal à 68 lignes (1); enfin, L, longueur de la charge de 12 livres, égale à 162 lignes. L'équation (A) se change, par ces substitutions, en celle-ci:

$$v = 49998 \frac{c}{68 + 2l} \ \dots\dots (B).$$

Si nous donnons maintenant à c des valeurs successives en livres, et à l les valeurs correspondantes en lignes, nous trouverons, par un calcul excessivement simple, les valeurs successives de v, c'est-à-dire les vitesses correspondantes aux charges que nous nous serons proposées.

Le tableau suivant présente le résultat du calcul fait sur les charges 1, 1 $\frac{1}{2}$, 2, 2 $\frac{1}{2}$, 3, 3 $\frac{1}{2}$, 4, 5, 6, 8, 10, 12, 16, 20, 24, 30, 40, 60 et 96 livres. Cette dernière charge, de 9 pieds de

---

(1) Dans l'ancien calibre.

longueur, ne laissant plus dans l'ame de la
piéce que la place tout juste pour loger le
boulet au bout, est le maximum de charge
qu'on puisse employer dans le canon de 24.
Nous avons mis, à côté de nos vitesses, les vitesses que Lombard a trouvées par l'expérience jusqu'à la charge de 12 livres, la plus forte
qu'il ait employée.

VALEURS DE		VALEURS CORRESPONDANTES de v, trouvées par		DIFFÉRENCE.
$c.$	$l.$	la formule.	l'expérience.	
livres.	lignes.	pieds.	pieds.	pieds.
1	13 ½	526	575	—49
1 ½	20 ¼	691	700	— 9
2	27	819	810	+ 9
2 ½	33 ¾	922	906	+16
3	40 ½	1006	990	+16
3 ¼	47 ¼	1076	1065	+11
4	54	1136	1132	+ 4
5	67 ½	1234	1250	—16
6	81	1304	1320 (1)	—16
8	108	1408	1425	—17
10	135	1479	1475	+ 4
12	162	1530	1530	0
16	216	1600		
20	270	1644		
24	324	1676		
30	405	1708		
40	540	1742		
60	810	1777		
96	1296	1841		

(1) La formule de Robins, $v = A \sqrt{b\left(1 - \frac{b}{a}\right)}$, dans

Il nous semble que ce tableau n'a pas besoin de commentaire : il ne doit laisser aucun
doute sur l'embrâsement, sinon instantané,
du moins sensiblement instantané de la poudre, c'est-à-dire avant que le boulet ne parte.
Il ne doit pas non plus laisser de doute sur
l'entière ou presque entière combustion de la
poudre, du moins jusqu'à la charge égale à
la moitié du poids du projectile, qu'ont été
faites les expériences.

Il n'y a pas, ce semble, de milieu : ou les
expériences de Lombard sont fausses, ou il

---

laquelle v est la vitesse, A un coëfficient indéterminé,
a la longueur de l'ame de la bouche à feu, b la longueur de la charge, formule qui devient pour le 24,
$v = 615 \sqrt{9,5\,b - b^2}$, ne donne des résultats conformes
aux expériences de Lombard que jusqu'à la charge de
5 livres. Lombard, qui a quelquefois rectifié ses résultats d'expérience par cette formule, qui passe encore aujourd'hui pour la meilleure, n'a pu en con-
science le faire, lorsque l'expérience et la formule dif-
féroient trop manifestement. Aussi, au lieu des vitesses

de (pieds).	1378	1575	1742	1887
que donnoit la formule pour les charges de (livres).	6	8	10	12
Lombard n'a point osé corriger l'expérience qui donnoit seule-ment les vitesses de (pieds). . .	1320	1425	1475	1530

faut admettre les deux conséquences précédentes ; en effet, la théorie suppose évidemment l'embrâsement entier et instantané ; si donc elle donne des résultats justifiés par l'expérience, c'est que, de toute nécessité, l'embrâsement est, ou peut du moins être regardé comme entier et instantané. (Car, les vitesses augmentent tellement peu, comparativement à l'accroissement des charges (1), qu'il se pourroit, lorsque ces dernières sont très fortes sur-tout, que l'embrâsement fût loin d'être entier ; et néanmoins, chose assurément qui paroit d'abord fort singulière, mais qui s'explique tout naturellement par notre théorie, et néanmoins, dans ce cas encore, la formule se trouveroit donner des résultats certainement peu différents de l'expérience.)

Si la charge c, au lieu de produire un gaz expansif, raréfioit, c'est-à-dire produisoit un gaz attractif, c seroit négatif, l ne changeroit pas de signe, puisque la charge continueroit

---

(1) Cette augmentation est si petite, que, pour une charge infinie, on n'a qu'une vitesse de 1900 pieds, environ. (*Voy. le tableau de la page* 16.)

à occuper la même place, et les valeurs qu'on obtiendroit pour v seroient négatives, comme cela doit être. AC (*fig.* 2) étant donc pris pour axe des charges, et AV pour axe des vitesses, le lieu de l'équation pour les charges positives seroit exprimé par la branche AS d'une hyperbole, et par la branche AS', d'une hyperbole absolument pareille, pour les charges négatives.

Cherchons présentement les vitesses initiales d'après les charges, dans les autres bouches à feu.

Nous remarquerons que, dans tous les canons, lorsque les charges seront semblables, c'est-à-dire toutes les fois qu'elles seront une même fraction du poids du boulet, les surfaces formant les capacités des charges, étant comme les carrés des diamètres des boulets, et les charges comme les cubes de ces mêmes diamètres, les pressions exercées se trouveront être directement comme les diamètres de ces boulets. Il sembleroit donc que les vitesses imprimées devroient suivre ce même rapport. Mais, si l'on fait attention que les surfaces des boulets, choquées par le fluide, sont comme les carrés des diamètres de ces pro-

jectiles, et que les masses ou poids à chasser
sont comme les cubes de ces mêmes diamètres; si l'on fait attention à cela, disons-nous,
et si l'on réfléchit que les vitesses doivent être
en raison composée de la directe des surfaces
choquées et de l'inverse des poids à chasser,
on verra que, par cela même, les vitesses devroient se trouver en raison inverse des diamètres des boulets. Or, d'après ce que nous
avons trouvé précédemment, elles doivent
être en raison directe de ces mêmes quantités. Elles sont donc à-la-fois en raison composée de la directe et de l'inverse des diamètres des boulets, ce qui revient à dire, en
définitif, qu'elles sont comme 1 est à 1, c'est-
à-dire égales.

D'après cela, nous voyons que *Les charges,
qui sont une même fraction du poids du boulet,
doivent imprimer, dans tous les calibres, des vitesses initiales égales.*

En conséquence de cette remarque, au lieu
de donner pour chaque canon une formule
pratique particulière, ainsi que nous l'avons
fait d'abord pour le canon de 24, nous allons
étendre l'application de l'équation théorique
fondamentale à tous les calibres à-la-fois. C'est

une chose fort facile, en introduisant dans
cette équation, L, longueur de la charge, en
fonction de D, diamètre de l'ame, et la charge C, en fonction du poids du boulet. Prenant
donc D pour unité de mesure, l'équation (A)
deviendra,

$$v = V \frac{c}{C} \left(\frac{1+2L}{1+2l} \right) \dots (C),$$

pour toute bouche à feu.

Voulons-nous appliquer cette équation?
un seul fait va la rendre pratique.

. Si nous considérons les expériences de Lombard, nous voyons que, pour la charge au $\frac{1}{4}$
du poids du boulet, la vitesse initiale a été
trouvée, à la pièce de 4, de 1335 pieds; à la
pièce de 8, de 1325 pieds; à la pièce de 12,
de 1360 pieds; à la pièce de 16, de 1370 pieds;
à la pièce de 24, enfin, de 1320 pieds. Mais
nous avons démontré que ces vitesses devoient
toutes être égales, puisque des charges absolument semblables les ont produites : le terme
moyen 1342 pieds, pris entre ces cinq vitesses,
est donc la vitesse que nous devons naturellement adopter, comme présentant le plus
grand nombre de probabilités pour son exactitude. Nous aurons donc C$=\frac{1}{4}$; V$=$1342 ; L,

longueur de la charge $\frac{1}{4}$, égale à 1,194, du diamètre de l'ame. Substituant ces valeurs dans
l'équation (C), elle se changera en celle-ci :

$$v = 18187 \frac{c}{1+2l} \ \ldots\ldots (D).$$

Donnant actuellement des valeurs successives à c, en fraction du poids du boulet (d'où
l'on conclura l en fraction du diamètre de
l'ame ou calibre), on trouvera les vitesses correspondantes à telles charges qu'on se proposera. C'est de cette façon que nous avons
dressé le tableau suivant, que chacun pourra
étendre ou rendre plus complet à volonté,
avec la plus grande facilité.

VALEURS DE		on en conclut	VALEURS DE		on en conclut
$c.$	$l.$	$v =$	$c.$	$l.$	$v =$
du poids du boulet.	du calibre.	pieds.	du poids du boulet.	du calibre.	pieds.
$\frac{1}{50}$	0,0955	305	$\frac{1}{6}$	0,7960	1169
$\frac{1}{40}$	0,1194	367	$\frac{1}{5}$	0,9552	1243
$\frac{1}{30}$	0,1592	460	$\frac{1}{4}$	1,1940	1342
$\frac{1}{25}$	0,1910	526	$\frac{1}{3}$	1,5920	1449
$\frac{1}{20}$	0,2388	615	$\frac{1}{2}$	2,3880	1574
$\frac{1}{16}$	0,2985	712	$\frac{2}{3}$	3,1840	1645
$\frac{1}{15}$	0,3150	743	$\frac{3}{4}$	3,5820	1670
$\frac{1}{12}$	0,3980	844	$\frac{4}{5}$	3,8208	1683
$\frac{1}{10}$	0,4776	930	$\frac{5}{6}$	3,9800	1693
$\frac{1}{9}$	0,5307	980	1	4,7760	1722
$\frac{1}{8}$	0,5970	1036	etc.	etc.	etc.
$\frac{1}{7}$	0,6827	1098	charge = l'infini.		1904

Arrêtons-nous un instant à faire, de ce tableau avec les expériences résultant de charges semblables dans Lombard, toutes les com-
paraisons que ces expériences nous permet-
tront, n'oubliant pas que *Des charges semblables, doivent imprimer des vitesses initiales égales
dans tous les calibres* :

1° $\frac{1}{16}$ du poids du boulet pour charge de
poudre, imprime, selon les expériences de
Lombard, dans le 8, 698 pieds de vitesse initiale; dans le 12, 775 pieds; dans le 16, 704
pieds; dans le 24, 700 pieds. Nous trouvons
généralement 712 pieds, nombre intermédiaire entre les précédents;

2° Les vitesses 922, 1045, 1062, 992 et 990
pieds, conviennent, selon les expériences
de Lombard, aux canons respectifs de 4, 8,
12, 16 et 24, tirés avec la charge au $\frac{1}{3}$ du poids
du boulet. Celle convenable, généralement à
tous, est, selon notre tableau, 1036 pieds, vitesse intermédiaire entre les précédentes;

3° D'après Lombard, la charge au $\frac{1}{3}$ du
poids du boulet, imprime, dans le 12 long,
1520 pieds de vitesse initiale; dans le 12 court,
1442 pieds; dans le 24, 1425 pieds. Nous trou-

vons généralement 1449 pieds, nombre intermédiaire entre les précédents;

4° Lombard dit, toujours d'après l'expérience, que la charge à moitié poids du projectile, chasse ce projectile, aux canons de 24,
16 et du fusil d'infanterie, avec les vitesses
respectives 1530, 1510 et 1600 pieds (1). (Ces
trois armes sont les seules que Lombard ait
tirées avec la charge à moitié poids du projectile.) La vitesse imprimée, selon notre tableau, est de 1574 pieds, nombre intermédiaire entre les précédents.

Nous laissons à juger, après les rapproche-
ments que nous venons de faire, pour des
charges très différentes, si le coëfficient nu-
mérique de la formule (D) est bien déterminé,
et si l'on peut compter sur l'exactitude des
résultats de notre tableau (2), de la formule

_____

(1) On remarquera peut-être que la surface choquée
est plus considérable, proportionnellement, dans le
fusil, à cause de la charge proportionnellement plus
longue, puisque la balle de plomb pèse plus que celle
de fer; mais ce seroit une raison pour diminuer la vitesse initiale, bien loin de l'augmenter.

(2) Il est bien entendu que les vitesses indiquées
dans ce tableau sont, comme dans Lombard, relatives

qui les a fournis, et de la théorie qui leur sert
de base.

§. 2.

*Détermination rigoureuse de la forme des pièces, pour
qu'elles offrent par-tout une résistance égale aux gaz
développés par la poudre.*

Cette détermination de la forme des pièces
est une chose toute simple : elle dépend uni-
quement de la grandeur de la charge, et de
la résistance du métal employé à la fabrica-
tion de la bouche à feu. Ces deux seuls élé-
ments donnés, notre théorie ne laisse rien
d'arbitraire dans le tracé de la pièce.

Supposons que l'expérience ait appris
qu'un canon de bronze, chargé aux $\frac{2}{3}$ du
poids du boulet, résiste à l'explosion avec une
épaisseur de métal égale au diamètre de
l'ame du canon : nous aurons $C=\frac{2}{3}$, $V=1^{\text{cal.}}$,
$L=3,184^{\text{calibres.}}$, et l'équation (C) deviendra,

à la poudre qui donne 125 toises de portée à l'ancienne éprouvette. Quant à la manière de passer d'une
poudre à l'autre, le peu que nous dirons ci-après dans
une note, au sujet de la résistance des terres, suffira
sans doute pour faire pressentir le meilleur moyen
que nous croyons qu'on puisse employer pour y par-
venir.

$$v = c \,\frac{\overset{\text{calibres.}}{11,052}}{1+2l} \, \ldots\ldots \text{(E)}.$$

Veut-on présentement fabriquer un canon de bronze pour être tiré avec une charge 1, c'est-à-dire égale au poids du boulet? Il n'y a qu'à substituer dans l'équation (E) à c, 1, et à l le nombre 4,1776, qui exprime la longueur de cette charge, et l'on trouvera $v = 1,0256$, pour l'épaisseur à donner au *Tonnerre* de la bouche à feu, c'est-à-dire à toute cette partie du canon qui recèle la charge (*fig.* 4); v, en effet, exprime, à cet endroit, la pression exercée dans cette nouvelle bouche à feu, comparativement à la première, et l'épaisseur de métal doit être proportionnée à cette pression (1).

---

(1) L'équation (E) donne, pour le cas d'une charge infinie, $v = 1,1570$. Il résulte de là, que, quelle que soit la grandeur de la charge avec laquelle on se propose de tirer un canon de bronze, jamais on ne doit lui donner 1,1570 d'épaisseur.

Généralement, à l'égard d'un canon d'une matière quelconque, une seule expérience ayant fait connoître que, pour resister à une longueur de charge L (en calibres), il faut une épaisseur V (en calibres) de

A cette occasion, nous devons faire remarquer combien il est avantageux d'arrondir en demi-sphère le fond de l'ame des bouches à feu (*fig.* 5). En effet, la surface totale de la capacité CDEC (*fig.* 3) étant représentée par 9, celle du cylindre ABCDA, d'égale capacité, se trouve représentée par 10; en sorte que la charge, 0,071, qui rempliroit exactement cette du boulet.

capacité, et qui, dans le cylindre, se trouveroit avoir sa longueur AD$=\frac{1}{3}$ du calibre, ou calibre.

0,333, ne donneroit, placée dans l'ame cylindrique, que 775 pieds de vitesse initiale, tandis que, placée dans la capacité demi-sphérique CDEC, elle donneroit les $\frac{10}{9}$ de ce nombre, c'est-à-dire 861 pieds de vitesse initiale, ce qui est, comme on voit, fort différent, car les portées respectives procurées par de semblables vitesses seroient entre elles comme 100 est à 120, à très peu près, c'est-à-dire que la seconde vitesse donneroit une portée de $\frac{1}{5}$ plus longue que la première vitesse.

---

cette matière, la quantité V $\left(\dfrac{1+2L}{2L}\right)$, représentera (en calibres) le maximum d'épaisseur de la bouche à feu, c'est-à-dire l'épaisseur convenable à une charge infinie.

On sait bien que l'influence de la partie arrondie diminueroit à mesure que les charges dépasseroient davantage celle que nous venons d'indiquer pour remplir juste la demi-sphère; mais cette influence ne laisseroit pas que de subsister et d'être sensible. On peut voir, au reste, très aisément, ce qu'elle seroit pour telle charge qu'on voudra se proposer.

Par ces raisons, si l'on continuoit à faire des mortiers à chambre cylindrique, il faudroit que le diamètre de la chambre fût égal à la longueur de cette chambre, le fond étant d'ailleurs arrondi en demi-sphère. Cette remarque s'applique aussi aux obusiers, et, en partie, aux armes à feu portatives.

Revenons à notre sujet.

Nous avons déterminé l'épaisseur de notre pièce au tonnerre. Quant au reste de sa longueur, que nous appellerons la *Volée*, l'équation (E) en donnera l'épaisseur à un point quelconque. Il suffit, en effet, d'observer qu'on aura ici c invariable et égal à 1, et que l seul, qui est la longueur d'ame dans laquelle le fluide sera réparti, que l seul variera. L'équation des épaisseurs, de E en L et au-delà, indéfiniment, sera donc,

$$v = \frac{11,052 \text{ calibres.}}{1+2l} \quad \dots \quad (F).$$

Voulons-nous savoir quelle épaisseur il faudra donner à 5 calibres de distance du fond de l'ame? Faisons, dans l'équation (F), $l=5$, il viendra, $v=1,0047$ calibre, pour l'épaisseur cherchée; à 6 calibres? $v=0,850$ calibre; à 7 calibres? $v=0,737$ calibre; à 8 calibres? $v=0,650$ calibre; à 9 calibres? $v=0,582$ calibre; à 10? $v=0,526$; à 12? $v=0,442$ calibre; à 15? $v=0,357$ calibre; à 20? $v=0,269$; à 30? $v=0,181$ calibre; à 50? $v=0,109$ calibre; à 100? $v=0,055$ (1).

Ainsi donc, rien n'est plus facile que de construire un canon qui, dans tous ses points, présente une résistance égale à l'effort expansif du fluide de la poudre. Aussi n'insisterons-nous pas davantage sur ce sujet. La seule observation que nous ferons, est que la courbe,

---

(1) Pour construire la volée avec toute la rigueur possible, il faudra, du pied de chaque ordonnée v, et avec cette ordonnée pour rayon, décrire un arc de cercle : la courbe tangente à tous ces arcs de cercles indiquera la volée. (Cette courbe diffère tellement peu de celle indiquée par l'équation (F), qu'il nous a été impossible, vu la petitesse de l'échelle, d'en faire la distinction sur les figures 4 et 5.)

qui indique l'épaisseur de la volée, est une branche d'hyperbole, dont l'ame de la bouche à feu forme l'assymptote. Pour $l=\infty$, on a, en effet, $v=0$, ce qui doit être, la charge étant une quantité finie, et la surface pressée une quantitée infinie.

CHAPITRE II.

Appréciation rigoureuse de l'effort exercé par la poudre
dans les mines.

———

La poudre est renfermée ici dans des caisses cubiques (1) dont les dimensions sont telles que cette matière y est exactement contenue. Nommant A, a les côtés de deux caisses cubiques, et C, c les charges respectives qu'elles contiennent, les surfaces des capacités intérieures des caisses étant comme $A^2 : a^2$, les pressions exercées par les charges C, c seront $\dfrac{C}{A^2}$, $\dfrac{c}{a^2}$, et les efforts exercés seront comme ces deux quantités. Mais les charges C, c sont évidemment entre elles comme $A^3 : a^3$, puisqu'elles sont semblables : donc les efforts exer-

———

(1) La capacité sphérique est, de toutes, celle qui rend la poudre susceptible du plus grand effort. Le cube est, de tous les prismes quadrangulaires, le plus avantageux, etc. (Ce seroit nous répéter que d'en déduire ici les raisons.)

cés seront entre eux comme $\dfrac{A^3}{A^2} : \dfrac{a^3}{a^2}$, c'est-à-dire comme $A : a$.

Ainsi, *Dans les mines, la grandeur des efforts exercés par deux charges quelconques de poudre, est directement dans le rapport des côtés des caisses respectives qui renferment ces charges, ou, si l'on veut, proportionnelle aux racines cubiques de ces mêmes charges.*

Si donc les milieux dans lesquels jouent les mines ont une force de résistance indépendante de la violence du choc, c'est-à-dire si ces milieux ne résistent qu'en vertu de la seule force qui réunit leurs molécules, force qui est toujours *une*, les effets destructeurs des mines se porteront à des distances proportionnelles aux racines cubiques des quantités de poudre dont on les chargera. C'est exactement ce qui arrive (1), ainsi que nous le verrons bientôt.

---

(1) De ce fait important, sur la nature de la résistance des terres, paroît devoir découler un moyen sûr d'apprécier, non seulement le rapport des vitesses dont les mobiles de l'artillerie peuvent être animés, mais aussi les diverses résistances qu'ils éprouvent dans l'air, en raison des vitesses plus ou moins grandes dont ils sont animés, connoissance qui manque presque absolument, et qui doit jeter beaucoup de jour sur la

R, r représentant donc les rayons destructeurs de deux mines C, c, on aura généralement,

$$R : r :: \sqrt[3]{C} : \sqrt[3]{c};$$

d'où ;

$$r = R \sqrt[3]{\frac{c}{C}} \dots (G).$$

Telle est l'équation théorique exprimant l'étendue des effets destructeurs des mines (1). Il nous reste à la justifier, en la confrontant avec des faits. Toutefois, nous croyons devoir faire observer, dès ce moment, que, si les effets de la poudre sont, ainsi que nous l'avons vu, très bornés dans les armes à feu *actuelles*, ils sont absolument sans bornes dans les mi-

balistique pratique. Nous reviendrons peut-être sur ce sujet, qui nous éloigneroit trop ici du but que nous nous sommes proposé.

(1) Cette équation donne r négatif pour c négatif, ce qui doit être ; car, si la charge attire aussi fort qu'elle chasse, son effet s'étendra également loin, seulement le mouvement se fera en sens contraire, ce qu'annonce la formule, en donnant dans ce cas r négatif. On peut voir, dans la figure 2 (car la courbe a exactement la forme S A S', mais elle est continue, et non formée de deux parties d'hyperbole), la forme de la courbe indiquée par l'équation (G). Cette courbe appartient à la famille des paraboles, dont l'équation générale est, comme on sait, $y^m = px$.

nes, où, pour une charge ou valeur de c infinie, on obtient une valeur de r pareillement infinie.

Selon tous les praticiens, la résistance de divers milieux où l'on fait agir les mines, est telle, qu'en admettant que, *Pour produire un certain effet dans une grosse terre mêlée de sable et de gravier,* il faille 3000 livres de poudre, par exemple, il en faudra, pour produire le même effet dans une terre commune, 3360 livres; dans le sable fort, 3750 livres, etc. De manière que, selon la différence des milieux, et l'étendue du rayon destructeur ne changeant pas, c'est-à-dire, la valeur de R, dans l'équation (G), restant toujours la même, on a, pour valeurs différentes de C, celles indiquées au tableau suivant:

DÉSIGNATION DES MILIEUX.	VALEURS de C.
N^{os}	livres.
1 Grosse terre, mêlée de sable et de gravier.	3000
2 Terre commune	3360
3 Sable fort.	3750
4 Sable humide.	3930
5 Terre, mêlée de grosses pierres	4230
6 Argile, mêlée de tuf.	4650
7 Terre grasse, mêlée de cailloux.	5070
8 Roc.	6750
9 Nouvelle maçonnerie	7320
10 Vieille bonne maçonnerie.	8880

Pour toutes les valeurs de C que nous ve-

nous de donner, R ne changeant pas, quel
que soit le milieu, il en résulte que, si une
expérience nous donnoit cette valeur de R
dans un seul d'entre ces milieux, nous serions
en état de résoudre, à l'aide de l'équation (G),
toutes les questions sur les mines, quel que
fût le milieu où nous dussions opérer.

Or, l'expérience nous donne cette valeur
de R pour *La grosse terre mêlée de sable et de
gravier*, ou milieu équivalent. En effet, une
expérience irrécusable, faite à Bisi en 1753,
par Bélidor, a prouvé que 3000 livres de poudre, logées dans cette espèce de milieu, détrui-
sent des galeries, horizontalement, jusqu'à 48
pieds autour du fourneau, et, verticalement
au dessous du fourneau, jusqu'à 38 pieds.
Cette même expérience, répétée solennelle-
ment par l'ingénieur Lefebvre en 1754, à
Postdam, en présence du grand Frédéric, a
fourni exactement le même résultat, c'est-à-
dire que, la charge du fourneau étant de 3000
livres, le rayon destructeur horizontal, contre des galeries boisées et *vides*, s'est étendu à
48 pieds, et le rayon destructeur vertical, à
38 pieds, au dessous du fourneau; nous disons
contre des galeries boisées, parceque le rayon
destructeur horizontal n'a été que de 42 pieds,

à l'égard d'une galerie maçonnée et *vide*, donnée à laquelle il faudroit avoir égard, en la
substituant au lieu de R dans l'équation (G),
si l'on se proposoit de culbuter de semblables
galeries. Quoiqu'il en soit, la marche étant
toujours analogue, nous supposerons ici qu'il
ne s'agit que de galeries boisées et *vides*.

Voilà donc deux expériences tout-à-fait
concordantes, également bien constatées, et
par conséquent décisives, qui nous fournis-
sent la valeur de R pour le premier milieu
que nous avons considéré dans le tableau
précédemment donné, et, par conséquent,
pour tous les autres milieux à-la-fois, en
prenant d'ailleurs pour C les valeurs que ces
milieux exigent.

D'après cela, s'agit-il d'opérer dans des milieux semblables à ceux de Bisi et de Postdam?
On a C=3000 livres, et, s'il s'agit du rayon
destructeur horizontal, R=48 pieds; en sorte

que l'équation (G) devient, $r = 48^{\text{pieds}} \sqrt[3]{\dfrac{c}{3000}}$. Si,

au lieu de détruire horizontalement, on de-
voit détruire des galeries au dessous du fourneau, on auroit toujours C=3000 livres, mais
R ne seroit plus que de 38 pieds, conformé-
ment aux expériences de Bisi et de Postdam;

ainsi l'équation seroit alors, $r = 38 \sqrt[\text{pieds}]{\dfrac{c}{3000}}$.

S'agit-il de vieille bonne maçonnerie, au lieu du terrain n° 1 ? La valeur de R restant de 48 pieds, ou de 38 (1), selon qu'on voudroit détruire horizontalement ou verticalement, C seul seroit changé, et seroit, d'après le tableau rapporté pour les différents milieux, de 8880 livres. Ainsi, l'équation deviendroit, pour toutes les questions relatives à la vieille bonne maçonnerie, $r = 48 \sqrt[\text{pieds}]{\dfrac{c}{8880}}$, s'il s'agissoit de détruire horizontalement, et $r = 38 \sqrt[\text{pieds}]{\dfrac{c}{8880}}$, s'il s'agissoit de détruire verticalement au dessous du fourneau.

(Au reste, toutes les fois qu'on aura à opérer dans un milieu quelconque, le plus sûr et le mieux sera toujours de faire un essai préalable, pour savoir quelle valeur de R répond à une charge donnée C, dans ce milieu : au moyen de ce seul fait, l'équation générale,

---

(1) Il faut savoir si ce rapport entre les rayons destructeurs se conserveroit à l'égard de tous les milieux, mais particulièrement à l'égard des maçonneries : cela paroît au moins douteux.

$r = R \sqrt[3]{\dfrac{c}{C}}$, deviendra immédiatement appli-

cable à la solution des questions qu'on pourra se proposer sur ce milieu.)

Au lieu de présenter sous la forme précédente les formules relatives aux divers milieux, on peut, en effectuant les calculs, les
présenter sous la forme suivante, plus commode pour la pratique.

Numéros DES TERRAINS.	RAYONS DESTRUCTEURS.	
	HORIZONTAL.	VERTICAL.
	pieds.	pieds.
I	$r = 3,33 \sqrt[3]{c}$	$r = 2,64 \sqrt[3]{c}$
2	$r = 3,21 \sqrt[3]{c}$	$r = 2,54 \sqrt[3]{c}$
3	$r = 3,09 \sqrt[3]{c}$	$r = 2,45 \sqrt[3]{c}$
4	$r = 3,04 \sqrt[3]{c}$	$r = 2,41 \sqrt[3]{c}$
5	$r = 2,97 \sqrt[3]{c}$	$r = 2,35 \sqrt[3]{c}$
6	$r = 2,88 \sqrt[3]{c}$	$r = 2,28 \sqrt[3]{c}$
7	$r = 2,79 \sqrt[3]{c}$	$r = 2,21 \sqrt[3]{c}$
8	$r = 2,54 \sqrt[3]{c}$	$r = 2,01 \sqrt[3]{c}$
9	$r = 2,47 \sqrt[3]{c}$	$r = 1,96 \sqrt[3]{c}$
10	$r = 2,32 \sqrt[3]{c}$	$r = 1,84 \sqrt[3]{c}$

Au moyen de ce dernier tableau, nous sommes en état de vérifier si notre théorie, appliquée aux mines, est fondée ou non. Il ne nous
faut pour cela que des faits. Nous avons, dans
ce but, recueilli tous ceux que nous avons pu
trouver. Si nos lecteurs en connoissent d'autres, nous les prions de les confronter avec
nos équations.

Les faits que nous allons d'abord citer, ré-
sultent d'expériences faites à Tournai en 1686,
par ordre du maréchal de Vauban, sous la
direction de M. de Mégrigny. Le terrain étoit
de celui n° 1.

1° 300 livres de poudre, logées à 25 pieds
sous terre, crevèrent des fourneaux voisins, à la
distance de 24 pieds. La formule, $r = 3,33 \sqrt[3]{c}$,
donne, pour $c = 300$, $r = 22,3$.

On convient généralement (1) que les fourneaux ordinaires n'étendent pas horizontale-

_____

(1) Nous ne citerons ici que MM. Gumpertz et Lebrun, auteurs d'un des plus récents et meilleurs ouvrages qu'on ait publiés sur les mines; ils disent positive-
ment : *L'expérience a fixé pour les fourneaux ordinaires
l'étendue de leur effet intérieur* A PLUS D'UNE ET A MOINS
DE DEUX *fois leur ligne de moindre résistance.*

3

ment leur effet destructeur à deux fois leur
ligne de moindre résistance, et qu'ils l'étendent à plus d'une fois cette même ligne. Peut-
être, d'après cette donnée, seroit-on autorisé
à prendre, à très peu près, pour véritable
effet du fourneau celui qui supposeroit à son
rayon destructeur horizontal une longueur
d'une fois et demie la ligne de moindre résistance, puisque c'est un terme moyen entre
les limites extrêmes indiquées ; on y seroit
sans doute d'autant plus fondé, que l'expérience a dès long-temps porté les praticiens
à donner au bourrage des fourneaux ordi-
naires l'étendue tout juste de 1 $\frac{1}{2}$ fois la ligne
de moindre résistance : pas plus, parceque
cette étendue de bourrage résiste à l'effet du
fourneau ; pas moins, parceque le bourrage
pourroit ne pas résister, malgré la solidité
avec laquelle on le fait. N'est-ce pas dire, véri-
tablement, que le rayon destructeur horizontal, dans les fourneaux ordinaires, s'étend
tout juste à 1 $\frac{1}{2}$ fois la ligne de moindre résistance ?

Examinons, d'après ces idées, les expériences suivantes de Mégrigny.

2° 4050 livres de poudre, logées à 36 pieds

sous terre, ont produit un entonnoir de 36 pieds de rayon : le fourneau étoit donc ordinaire, et, d'après ce qui précède, son rayon destructeur horizontal a dû être d'environ $1\frac{1}{2}$ fois 36 pieds ou de 54 pieds. 4050, substitué à c dans la formule $r = 3,33\sqrt[3]{c}$, donne $v = 53,1$.

3° 150 livres de poudre, logées à 12 pieds sous terre, et cela à deux expériences consécutives, ont fourni, dans chacune, un entonnoir de 12 pieds de rayon : le fourneau étoit donc fourneau ordinaire, et son effet horizontal a dû s'étendre à $1\frac{1}{2}$ fois 12 pieds, c'est-à-dire à 18 pieds. Le nombre 150, étant mis à la place de c dans la formule $r = 3,33\sqrt[3]{c}$, donne $r = 17,7$.

Ce même fourneau creva une chambre de mine, qui étoit située à 12 pieds sous les poudres. D'après la formule $r = 2,64\sqrt[3]{c}$, relative, en terrain n° 1, au rayon destructeur vertical, on trouve, pour $c = 150$, $r = 14,0$: il est donc tout simple que le fourneau à 12 pieds sous les poudres ait été crevé.

3

4° 1200 livres de poudre, logées à 24 pieds sous terre, ont produit un entonnoir ordinaire : l'effet destructeur, dans le sens horizontal, a donc dû être très peu différent de 1 ½ fois 24 pieds, c'est-à-dire de 36 pieds. Le nombre 1200 étant substitué à c dans la formule $r = 3,33 \sqrt[3]{c}$, il vient $r = \overset{\text{pieds.}}{35,4}$.

5° 300 livres de poudre, logées à 15 pieds sous terre, ont produit un entonnoir ordinaire : l'effet destructeur horizontal a dû s'étendre à $\overset{\text{pieds.}}{22,5}$ environ. 300, mis à la place de c dans la formule, donne $r = \overset{\text{pieds.}}{22,3}$.

6° 700 livres de poudre, logées à 20 pieds sous terre, ont produit un entonnoir ordinaire : l'effet horizontal a dû s'étendre à 30 pieds, environ. La formule donne, pour $c = 700$, $r = \overset{\text{pieds.}}{29,6}$.

7° 2800 livres de poudre, logées à 38 pieds sous terre, ont produit un entonnoir ordinaire : l'effet destructeur horizontal a dû s'étendre à environ 1 ½ fois 32, c'est-à-dire à 48 pieds. La formule donne, pour $c = 2800$, $r = \overset{\text{pieds.}}{46,9}$.

Avant d'aller plus loin, nous ferons une

remarque, qui nous mettra à même de pouvoir continuer à comparer les résultats de notre formule avec diverses expériences qu'on trouve encore dans les auteurs. C'est que, *Tant dans les fourneaux ordinaires que dans les fourneaux surchargés, le rayon destructeur, dans le sens horizontal, est égal à environ* $1\frac{1}{2}$ *fois le rayon de l'entonnoir produit.* Nous avons vu déja que cela a lieu dans les fourneaux ordinaires; et, quant aux fourneaux surchargés, ceux de Bisi et de Postdam, qui ont produit des entonnoirs de 33 pieds de rayon, ont eu chacun, pour rayon destructeur horizontal, 48 pieds, ce qui est, à très peu près, $1\frac{1}{2}$ fois 33 pieds : en effet, les nombres 48 et $49\frac{1}{2}$ ne diffèrent entre eux que de $\frac{1}{36}$, ce qui n'est rien (1).

---

(1) Nous ne sachons pas qu'on ait fait jusqu'à ce jour attention à ce rapport très remarquable, qui paroît exister entre le rayon de l'entonnoir et le rayon destructeur, pour tout fourneau, à partir du fourneau ordinaire, jusqu'au fourneau le plus surchargé. Cette observation semble devoir jeter un nouveau jour sur l'art des mines : car, comme le rayon destructeur paroît être indépendant de la grandeur de la ligne de moindre résistance, et invariable pour une même

Si les fourneaux surchargés de Bisi et de
Postdam, qui ont joué sous des lignes de
moindre résistance de 12 et 15 pieds, et
étoient chargés de 3000 livres de poudre,
ont détruit horizontalement, comme les fourneaux ordinaires, à environ 1 $\frac{1}{2}$ fois le rayon
de leur entonnoir, une analogie très fondée,
pour ne pas dire infaillible, nous porte à
croire que des fourneaux, proportionnellement moins surchargés, relativement à la
ligne de moindre résistance, et intermédiai-
res entre les fourneaux surchargés de Bisi et
de Postdam, et les fourneaux ordinaires, doivent détruire, dans le sens horizontal, pareillement à 1 $\frac{1}{2}$ fois, environ, le rayon de leur
entonnoir. Toute hypothèse, contraire à cette
analogie, seroit trop évidemment inadmis-
sible.

Examinons, d'après cette remarque, toutes les expériences dans lesquelles Bélidor ne

charge (*circonstance qui, pour le dire en passant, an-
nullera infailliblement la guerre souterraine défensive*), il
en résulteroit qu'avec une charge donnée, on ne pourroit jamais produire un entonnoir d'un diamètre plus
grand que celui qu'on produiroit avec cette charge,
logée pour produire un entonnoir ordinaire.

donne que le rayon de l'entonnoir, pour
faire juger de l'effet des fourneaux. Commen-
çons par celles de Verdun, qui ont eu lieu
en 1759, en terrain pareil ou équivalent au
milieu n° 1.

8° 90 livres de poudre, logées à 9 pieds
sous terre, ont produit un entonnoir de 11 ¼
pieds de rayon : le rayon destructeur horizontal a dû être, selon l'analogie, de 17 pieds.
90, mis à la place de c dans la formule
$r = 3,33 \sqrt[3]{c}$, donne $r = 14,9$.

9° 120 livres de poudre, logées à 9 pieds
sous terre, ont produit un entonnoir de 11
pieds de rayon : le rayon destructeur horizontal a dû être de 16,5. La formule donne
16,4.

10° 130 livres de poudre, sous 10 ¼ pieds de
ligne de moindre résistance, ont produit un
entonnoir de 11 ¼ pieds de rayon : le rayon
destructeur horizontal a dû être de 17 pieds.
La formule dit 16,9.

11° 160 livres de poudre, sous 11 ½ pieds de
ligne de moindre résistance, ont produit un
entonnoir de 12 pieds de rayon : le rayon

destructeur horizontal a dû être de 18 pieds.

La formule dit 18,1.
^{pieds.}

12° 268 livres de poudre (1), sous 8 pieds

---

(1) *Sans aucun bourrage ni arc-boutage.* Ce fourneau a fait exactement le même effet que s'il eût été bourré, si même il n'en a pas fait un plus grand. Ce résultat, extrêmement remarquable, prouve, sans réplique, que l'air, choqué violemment, résiste autant, sinon plus, que le bourrage. Ce phénomène a eu lieu avec 268 livres de poudre. On est donc porté à croire que 300 à 400 livres de poudre, éclatant à la surface même du sol, trouveroient dans l'air une résistance équivalente, pour le moins, au bourrage; on n'ose dire 268 livres de poudre, parceque cette charge, dans la curieuse expérience de Bélidor, étoit placée à l'extrémité d'un rameau à quatre retours, ce qui a pu rendre l'air du quatrième retour plus à même de résister. Mais, dans tous les cas, et c'est une conséquence de l'expérience de Bélidor et de quelques faits décisifs que nous pourrions rapporter, de très fortes charges, éclatant à la surface du sol, trouveront dans l'air une résistance *au moins* équivalente au meilleur bourrage. Leur effet se portera donc en dessous, si l'on admet dans la poudre la force de réaction; et si, comme cela semble résulter de notre théorie comparée aux expériences dans les armes à feu, l'embrasement est sensiblement instantané, et l'effort *un* de tous côtés, la chose ne sauroit être un instant douteuse, même pour

de ligne de moindre résistance, ont produit
un entonnoir de 15 pieds de rayon : l'effet
horizontal a dû se porter à 22,5. $^{\text{pieds.}}$ La formule
dit 21,5. $^{\text{pieds.}}$

(Les expériences qui suivent ont eu lieu
en terrain n° 3, ou milieu équivalent : elles
sont dues à Bélidor, qui les a faites à Verdun,
en 1769.)

13° 602 livres de poudre, sous 15 pieds de
ligne de moindre résistance, ont produit un
entonnoir de 17 pieds de rayon : l'effet destructeur, dans le sens horizontal, a dû s'étendre à
25,5. $^{\text{pieds.}}$ La formule, $r = 3{,}09\sqrt[3]{c}$ $^{\text{pieds.}}$, relative au terrain n° 3, donne, pour $c = 602$, $r = 26{,}1$. $^{\text{pieds.}}$

14° 516 livres de poudre, sous 15 pieds de

---

les petites charges, *pourvu qu'elles soient constamment
renfermées dans des capacités qui les contiennent sans aucun vide.* Voilà, si les essais y répondent, de quoi annuler complètement la guerre souterraine défensive,
ce que nous avions déja fait entrevoir, et de quoi ac-
célérer singulièrement la prise des places, par la facilité qu'on aura de raser sur-le-champ, pour ainsi dire,
les ouvrages, sans le secours de l'artillerie, nous voulons dire des canons, car les mines sont une artillerie.

ligne de moindre résistance, ont produit un entonnoir de 16 pieds de rayon : l'effet a dû s'étendre à 24 pieds. La formule, relative au terrain n° 3, donne 24,8.

15° 430 livres de poudre, sous 15 pieds de ligne de moindre résistance, ont produit un entonnoir de 16 pieds de rayon : l'effet destructeur a dû se porter jusqu'à 24 pieds. La formule dit 23,3.

16° 344 livres de poudre, sous 15 pieds de ligne de moindre résistance, ont produit un entonnoir de 14 pieds de rayon : l'effet a dû se porter à 21 pieds. La formule dit 21,7.

Nous citerons présentement trois fourneaux surchargés, qui ont joué au second siége de Schweidnitz : n'ayant point la relation de ce siége sous les yeux, nous rapportons d'après MM. Gumpertz et Lebrun.

17° 5005 livres de poudre, logées à 15 pieds sous terre, ont produit un entonnoir de 39 pieds de rayon : l'effet destructeur a dû s'étendre à 58 $\frac{1}{2}$ pieds, environ. La formule, $r=3,33\sqrt[3]{c}$, donne 56,9.

18° 2403 livres de poudre, logées à 18 pieds

sous terre, ont produit un entonnoir de 29 $\frac{1}{2}$ pieds de rayon : l'effet destructeur a dû se porter à 44 pieds. La formule donne $\overset{\text{pieds.}}{44,6}$.

19° 2530 livres de poudre, logées à 20 pieds sous terre, ont produit un entonnoir de 30 pieds de rayon : l'effet a dû se porter à 45 pieds. La formule donne $\overset{\text{pieds.}}{45,4}$.

Citons les deux expériences suivantes de Bélidor, pour n'en omettre aucune.

20° La première a été faite à La Fère, en 1732 : c'est le premier exemple de fourneau surchargé qu'on ait eu. Le terrain étoit du n° 1 ; mais il est à remarquer que le fourneau, qui étoit sous 10 pieds de ligne de moindre résistance, *reposoit sur un banc de marne.* Voici l'expérience : 1200 livres de poudre, logées à 10 pieds sous terre, ainsi que nous venons de le dire, ont crevé des galeries, horizontalement, à 42 pieds de distance. La formule, $r = \overset{\text{pieds.}}{3,33}\sqrt[3]{c}$, donne, pour $c = 1200$, $r = \overset{\text{pieds.}}{35,4}$. Nous différons ici de l'expérience de près de $\frac{1}{6}$. Seroit-ce que l'effet des mines ne consisteroit pas seulement dans la commotion produite tout-à-coup par l'embrâsement, et que les efforts successifs

du fluide dégagé, et qui tend à se disperser
dans les terres, s'y joindroit encore? Seroit-
ce, bien plutôt, qu'il faudroit admettre ici
l'idée d'une réaction instantanée (1)? Com-
ment expliquer autrement une si grande ano-
malie? Alors, le banc de marne, se refusant
au passage du fluide, l'auroit rejeté dans les
terres, ce qui auroit été cause d'un si grand
accroissement dans le rayon destructeur. (Il
est à desirer que des expériences ultérieures
puissent éclaircir tout-à-fait ce point.)

21° L'autre expérience a été faite aussi en
terrain n° 1, à Verdun, en 1759, et toujours
par Bélidor, ainsi que nous l'avons annoncé.
4000 livres de poudre, logées à 14 ½ pieds sous
terre, ont crevé une galerie (2) distante de
54 pieds du fourneau. Le nombre 4000,

---

(1) Supposé que la réaction eût été complète, le rayon
destructeur auroit dû être de $35,4\sqrt[3]{2}$, ou de 44,6.
Si le rayon destructeur n'a été que de 42 pieds, c'est que
le banc de marne n'a pas entièrement résisté, ou qu'il
n'étoit pas plan et continu, comme nous le supposons.

(2) La galerie se trouvoit de 11 pieds plus basse que le
fourneau : le rayons destructeur étoit donc incliné au
½ au-dessous de l'horizon. Nous avons cru devoir en
faire l'observation.

substitué à c, dans la formule, $r = 3,33\sqrt[3]{c}$,
donne $r = 52,9$.

Nous terminerons par une expérience que nous fournit Mouzé.

22° Avec 76 livres de poudre, logées, en terrain n° 3, à 14 pieds sous terre, ce célèbre mineur a crevé en l'an IX, à Metz, un puits jusqu'à la distance de 13,3 du centre des poudres (1). Le nombre 76 étant mis à la place de c, dans la formule, $r = 3,09\sqrt[3]{c}$, il vient $r = 13,1$.

---

(1) Le rayon destructeur avoit une assez forte inclinaison de bas en haut.

CONCLUSION.

———

Nous croyons avoir atteint le but que nous
nous étions proposé, et qu'annonce le titre
de cet Opuscule. Il nous resteroit à exposer
quelques conséquences qu'on peut en tirer
ou quelques applications qu'on peut en faire.
On les apercevra sans doute; toutefois, nous
en ferons, peut-être, l'objet d'un second Mé-
moire.

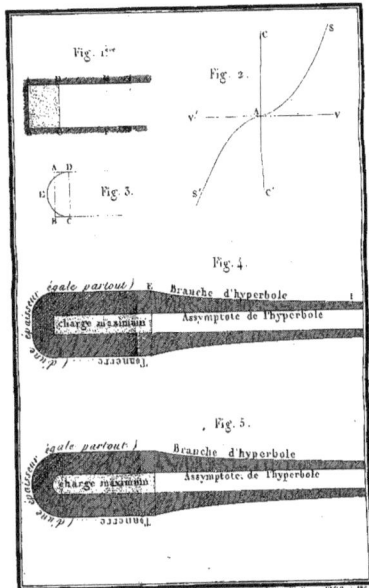

Fig. 1ère
Fig. 2.
C
S
V'
A
V
S'
C'
A D
E
B C
Fig. 3.
Fig. 4.
égale partout)
E
Branche d'hyperbole
charge maximum
Assymptote de l'hyperbole
Tonnerre (d'une épaisseur
Fig. 5.
égale partout)
Branche d'hyperbole
charge maximum
Assymptote de l'hyperbole
Tonnerre (d'une épaisseur

G. C.